CONTRIBUTION A L'ÉTUDE

DE LA

VARIOLE CONTRACTÉE PAR LE FŒTUS

DANS LA

CAVITÉ UTÉRINE

PAR

Mademoiselle R. MARGOULIEFF

Docteur en médecine de la Faculté de Paris

PARIS

G. STEINHEIL, ÉDITEUR

2, RUE CASIMIR-DELAVIGNE, 2

1889

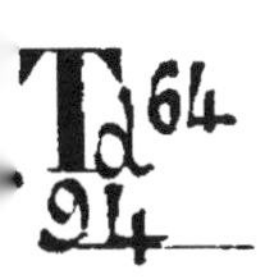

CONTRIBUTION A L'ÉTUDE

DE LA

VARIOLE CONTRACTÉE PAR LE FŒTUS

DANS LA

CAVITÉ UTÉRINE

IMPRIMERIE LEMALE ET Cie, HAVRE

CONTRIBUTION A L'ÉTUDE

DE LA

VARIOLE CONTRACTÉE PAR LE FŒTUS

DANS LA

CAVITÉ UTÉRINE

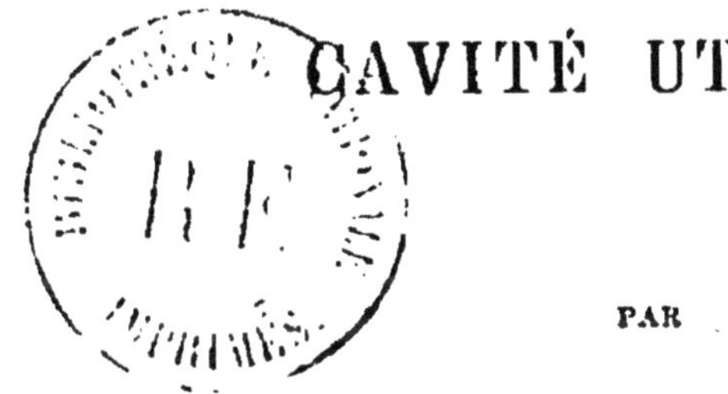

PAR

Mademoiselle R. MARGOULIEFF

Docteur en médecine de la Faculté de Paris

PARIS

G. STEINHEIL, ÉDITEUR

2, RUE CASIMIR-DELAVIGNE, 2

1889

CONTRIBUTION A L'ÉTUDE

DE LA

VARIOLE CONTRACTÉE PAR LE FOETUS

DANS LA

CAVITÉ UTÉRINE

AVANT-PROPOS

L'influence de la variole sur l'organe utérin est mise hors de doute, en dehors même de la grossesse, par les hémorrhagies qui marquent communément le début de la maladie. Lorsque la femme est enceinte, les perturbations utérines sont encore plus manifestes; et l'attention des auteurs n'a pas seulement été attirée sur ce fait des troubles utérins liés à la variole, mais aussi sur le caractère spécial de gravité que revêtait la fièvre éruptive chez les femmes en état de gestation ou de puerpéralité.

Depuis longtemps les médecins chargés des services des varioleux ont remarqué que les femmes enceintes étaient frappées de préférence par les formes malignes de la variole, par la forme hémorrhagique surtout et cela en dehors de toute considération d'épidémie spé–

ciale, comme si l'état de grossesse mettait la femme dans un état de réceptivité plus grande et diminuait sa résistance au poison variolique.

Mais ce n'est pas seulement sur la mère, c'est aussi sur le produit de la conception que la maladie porte ses fâcheux effets. Après la syphilis, la variole est celle de toutes les maladies qui produit les plus fréquents avortements. A l'époque où l'on était moins bien éclairé sur les conditions générales de transmission des maladies infectieuses et sur la nature parasitaire des contages on attribuait cette expulsion prématurée du fœtus à des causes mécaniques ou physiques. On invoquait des contractions utérines dues à l'excitation du muscle par un sang désoxygéné ; on accusait les hémorrhagies placentaires, ou bien l'on admettait que le fœtus avait été tué par l'hyperthermie. Sans repousser la réalité de ces divers procédés pathogéniques, en admettant même qu'ils entrent pour une certaine part dans la production de la mort du fœtus, nous sommes invinciblement portés aujourd'hui à croire que le principal danger pour le fœtus provient de l'infection elle-même.

Cette infection peut tuer sans laisser de traces ; elle peut, au contraire, se manifester par des symptômes extérieurs appréciables; nous voulons dire que le fœtus porte alors les marques de l'éruption variolique.

C'est à l'étude de cette dernière éventualité que sera consacré notre modeste travail. Nous n'aurions pas osé l'entreprendre sans l'assistance et les conseils de notre excellent maitre, M. Budin. C'est à sa libéralité que nous devons les observations originales qui sont la raison d'être de notre thèse ; nous ne saurions trop le remercier de sa bienveillance à notre égard, ainsi que de ses remarquables leçons à la clinique de la Faculté quand nous avons eu l'honneur d'être son élève.

Nous sommes heureux que l'usage nous permette d'adresser ici publiquement l'expression de notre vive gratitude à nos maitres dans les hôpitaux, qui nous ont encouragée dans nos études et dont la bienveillance et les leçons ont été pour nous d'un si haut secours.

Que MM. Lancereaux, Dujardin-Beaumetz, Chauffard, qui nous ont enseigné la clinique médicale, que MM. Verneuil et Campenon à qui nous devons notre instruction chirurgicale, veuillent bien agréer l'hommage de nos remerciements. Il convient aussi que nous exprimions nos sentiments de reconnaissance aux maitres qui nous ont enseigné la pathologie infantile, MM. Ollivier et d'Heilly ; nous devons enfin plus que des remerciements à notre cher maitre, M. le professeur Fournier, pour les excellentes leçons qu'il nous a prodiguées et pour le grand honneur qu'il nous a fait en acceptant la présidence de cette thèse.

Que tous mes amis et amies qui m'ont aidé à faire mes études veuillent bien aussi recevoir le témoignage de ma vive reconnaissance et mes meilleurs remerciements.

CHAPITRE PREMIER

Conditions pathogéniques de la transmission des infections au fœtus.

La transmission au fœtus des maladies de la mère était pour les anciens une question difficile à résoudre par des données positives. Ils se contentaient à cet égard d'explications métaphysiques et dans leur esprit, les expressions de germe, de contage, de miasme, etc., ne correspondaient à rien de précis. Aussi bien ils ne pouvaient admettre que la mère *transmit* réellement un élément morbide au fœtus, puisqu'ils admettaient la séparation absolue des deux systèmes circulatoires, puisque les recherches anatomiques et expérimentales de Coste et de Bonamy avaient démontré que les liquides eux-mêmes injectés dans les vaisseaux de la mère ne passaient pas dans la circulation placentaire, puisque les premiers travaux histologiques avaient prouvé que le placenta était un organe fermé et que ses villosités ne communiquaient pas librement avec le sang maternel.

C'est même en s'appuyant sur ces dernières considérations, que bien des médecins, lors des premières découvertes microbiennes, se refusèrent à accepter la théorie parasitaire des maladies contagieuses. Il semblait, en effet, que cette théorie fut incompatible avec les faits de transmission de la mère au fœtus, puisque les éléments figurés ne pouvaient traverser le placenta. Les expériences de Brauell et de Davaine vinrent encore renforcer cette opinion et accréditer cette erreur. Ces auteurs arrivèrent à cette conclusion : « Les embryons des animaux morts de charbon ne donnent à l'examen anatomique aucun signe de cette maladie. L'inoculation de leur sang donne toujours des résultats négatifs. Le charbon ne passe donc pas de la mère au fœtus ».

Cette conclusion acquit la valeur d'une loi, à laquelle on imposa le nom de loi de Brauell-Davaine. Les détracteurs des théories parasitaires s'appuyèrent triomphalement sur cette loi, mais elle ne fut jamais entièrement acceptée par les partisans des doctrines microbiennes et les travaux ultérieurs devaient leur donner un démenti. En 1880, Arloing, Cornevin et Thomas démontrèrent que le microbe du charbon symptomatique passe de la mère au fœtus. En 1882, la même démonstration est faite par Roux et Chambrelent pour le microbe du choléra des poules. La loi de Brauell-Davaine cessait donc d'avoir une valeur générale et n'était plus applicable qu'au cas particulier du charbon bactérien.

Mais bientôt MM. Straus et Chamberland vinrent démontrer que cette loi ne valait même pas pour le cas particulier du sang de rate. « Le placenta, disent-ils, ne constitue pas comme on l'a cru jusqu'ici, une barrière infranchissable pour le bacillus anthracis ; il n'est pas un filtre parfait ; mais il joue cependant un rôle de filtration manifeste en ce sens qu'il ne livre passage qu'à un nombre restreint des microbes. Dans certains cas, exceptionnels, il est vrai, la filtration est parfaite et le sang du fœtus ne possède réellement ni bactéridies, ni virulence. La loi de Brauell-Davaine, qui généralise une exception est donc erronée. »

Ce travail de MM. Straus et Chamberland ruinait définitivement les objections des adversaires de la théorie microbienne. Depuis, il a été admis presque universellement que les éléments figurés filtraient à travers le placenta et que c'est par ce mode que s'effectuait la contagion de la mère au fœtus. La démonstration faite pour le charbon symptomatique, pour le choléra des poules, et plus tardivement et plus incomplètement pour le charbon bactérien, l'a été depuis pour d'autres maladies infectieuses. Neuhauss, de Berlin (Berliner klin. Voch., 1886), Chantemesse et Vidal (Soc. anat., 10 octobre 1886), après avoir inoculé le bacille typhique à des femelles pleines, l'ont toujours retrouvé à l'état de pureté dans les eaux de l'amnios et les organes du fœtus. M. Netter a dernièrement produit des résultats analogues devant la Société de Biologie en ce qui touche le micro-organisme de l'infection pneumonique, le pneumocoque vrai ou diplocoque de Fraenkel-Weischelbaum. Un grand nombre de maladies infectieuses dont la nature microbienne n'est pas contestable, mais dont le parasite n'a pas encore été déterminé morphologiquement ont été reconnus transmissibles de la mère au fœtus.

C'est ainsi qu'en dehors de la syphilis dont l'hérédité contagieuse est une notion dès longtemps acquise, la rougeole (Gautier. *Annales de gynéc.* (1879), Klotz. *Arch.*

für Gyn. (1887), la scarlatine (Legendre), l'érysipèle (Kaltenbach, Runger, Lebedeff), la morve (Cadéac et Mallet), la tuberculose (Johne, Landouzy), la fièvre récurrente (Spitz), le choléra asiatique (Tizzoni et Cantani), la fièvre intermitente (Goth), les oreillons (Laveran), l'ictère infectieux (Lomer), ont été vus transmis de la mère au fœtus. La variole est dans ce groupe des maladies dont l'agent pathogène est un microbe non encore déterminé par les méthodes actuelles d'investigation bactériologique. Comme dans les maladies précédentes, la contagion s'exerce de la mère au fœtus, mais elle ne s'exerce pas fatalement. Quelle est donc cette raison qui fait varier ainsi les conditions de la contagion maternelle? Comment se fait-il que les micro-organismes circulant dans tout l'ensemble des vaisseaux de tous les organes, le fœtus ne soit pas considéré par eux comme un viscère temporaire en quelque sorte, et constamment imprégné par les agents parasitaires.

Par quel caprice pathologique le placenta laisse-t-il passer le même micro-organisme qu'il arrêtera dans un autre cas? C'est à ces questions qu'avaient soulevées les expériences contradictoires sur le charbon bactérien, qu'essaye de répondre M. Malvoz dans un mémoire récent des Annales de l'Institut Pasteur dont le retentissement a été légitime.

M. Malvoz s'efforce d'établir que le micro-organisme ne franchit la barrière placentaire pour atteindre l'embryon que dans les cas ou le placenta présente des altérations histologiques des villosités choriales, lésions généralement dues à l'action pathogène des éléments parasitaires eux-mêmes. Malvoz a expérimenté successivement avec un certain nombre de parasites. Reprenant les expériences de Roux et Chamberland sur le bacillus anthracis, il a constaté, comme les mêmes observateurs, que chez la lapine, si le bacille charbonneux peut passer au fœtus ce n'est qu'en très petite quantité et dans la minorité des cas, tandis qu'au contraire le passage se fait presque régulièrement quand on expérimente sur des cobayes. Or, si l'on examine comparativement les organes placentaires des animaux précédemment soumis aux inoculations on voit que les placentas des lapines charbonneuses ne présentent pas d'hémorrhagies, tandis que dans ceux des cobayes charbonneuses on trouve des foyers hémorrhagiques nombreux.

Des expériences analogues réalisées en variant les méthodes et en variant les microbes, ont permis à M. Malvoz d'établir définitivement que les organismes pathogènes, s'ils pénètrent quelquefois dans le sang fœtal, ne le font pas en vertu d'une simple filtration. Il faut quelque chose de plus, une lésion, une effraction mettant en communication la circulation fœtale et la circulation maternelle. « Si on applique ces données à des maladies comme la variole, la tuberculose, la pyocyanine, on comprendra que le fœtus sera menacé chaque fois qu'il se sera produit une altération susceptible de rompre les barrières cellulaires du placenta : points hémorrhagiques dans la variole, ramollissement d'une nodosité dans la tuberculose, foyer d'abcession dans la pyohémie ! (Malvoz, *loc. cit.*).

Ces résultats des expériences de M. Malvoz, présentent

un grand intérêt et sont basées sur des constatations anatomiques qui les rendent inattaquables. A un autre point de vue, cependant, le mémoire de M. Malvoz nous paraît pouvoir être discuté. Pour prouver que le placenta n'est pas un organe de prédilection pour les micro-organismes, M. Malvoz, à l'exemple de Wissokowitch, procède de la façon suivante : il prend des fragments de placenta d'une femelle infectée et il les examine bactériologiquement et les cultive parallèlement avec des fragments du rein, du foie et de la moelle des os du même animal. Il constate toujours que ces derniers organes sont infiniment plus riches en parasites que le placenta. Cette constatation ne prouve rien pour la thèse que soutient M. Malvoz. Si au lieu de placenta, il eut examiné comparativement avec le foie et la rate des fragments de muscles, par exemple, il serait arrivé sans doute au même résultat. On sait maintenant, depuis les travaux de Metchnikoff sur la phagocytose, que la rate, la moelle des os et d'une façon générale les organes lymphoïdes, sont le réceptacle des parasites qui, après avoir envahi l'organisme, sont entraînés dans ces organes par les cellules lympathiques.

On sait également, d'après le même auteur, que, lorsqu'un animal est infecté expérimentalement, si quelques heures après l'expérience on prend une goutte de son sang et qu'on le cultive, on ne trouve plus de micro-organismes, tandis qu'on en obtient facilement une culture avec un fragment d'un organe lymphoïde. Si l'infection est plus intensive le sang contient au contraire des parasites; il y a donc un rapport entre le degré de l'infection et la diffusion plus ou moins grande des micro-organismes. Lorsque l'infection est atténuée ou lorsque l'organisme a vigoureusement réagi à une première atteinte, les microbes ne se retrouvent pas dans les espaces sanguins, et sont confinés uniquement dans les espaces lymphoïdes. Si l'infection est plus forte d'emblée ou si l'organisme a succombé dans la lutte contre les parasites, le microbe se retrouve partout. Il nous semble que l'on peut faire l'application de ces données à la variole. Que nous montre en effet la clinique ? Les varioles atténuées, la varioloïde ne touche pas le fœtus et ne provoque pas l'avortement, du moins dans la majorité des faits la variole de moyenne intensité comporte un pronostic variable, la variole confluente et la variole hémorrhagique au contraire tuent constamment le fœtus. Il semble donc que dans l'étude pathogénique des conditions de la transmission variolique de la mère au fœtus, il faille tenir compte non seulement des altérations placentaires ouvrant le chemin au parasite (Malvoz), mais encore de la *quantité* du virus et de l'intensité primordiale de l'infection.

CHAPITRE II

Étude clinique.

La femme en état de gestation offre une réaction particulière vis-à-vis de la variole. Sans parler encore des dangers qu'elle court du fait de l'avortement, il est certain que la variole de la femme enceinte est par elle-même une variole grave, indépendamment de toute complication. Les statistiques sont démonstratives à cet égard ; elles montrent que la varioloïde est proportionnellement plus rare chez la femme enceinte, la variole confluente et hémorrhagique proportionnellement plus fréquentes que chez les sujets ordinaires. Ces faits sont connus depuis longtemps des médecins ; Spiegelberg signalait avec insistance la tendance qu'a la variole chez les femmes enceintes à affecter la forme hémorrhagique, et c'est depuis longtemps une opinion admise, que les fièvres éruptives, si elles sont fatales à l'enfant, le sont aussi à la mère. Aussi bien, si la variole n'est pas grave d'emblée elle le deviendra après l'avortement et nous aurons à signaler tout à l'heure la forme *hémorrhagique secondaire.*

Une femme enceinte atteinte de variole ne transmet pas forcément la maladie au fœtus ; il y a à tenir compte à cet égard : premièrement de l'intensité de la variole, deuxièmement de l'âge de la grossesse. La varioloïde, c'est-à-dire cette forme atténuée de la variole, dans laquelle la fièvre tombe définitivement au moment de l'éruption, évolue le plus souvent sans provoquer l'avortement. Il est même impossible de trouver dans la littérature un seul cas de varioloïde, ayant déterminé un simple avortement, mais ce qu'on a vu ce sont des femmes atteintes de varioloïdes et donnant à leur fœtus la variole in utero. L'enfant vient alors avec les stigmates de la variole et s'il n'a pas déjà succombé dans la cavité utérine il ne survit guère que quelques heures, au plus un jour ou deux. On voit alors quelquefois la fièvre se rallumer chez la mère et la maladie varioloïde qui pouvait être considérée comme terminée prendre tout à coup une allure de fièvre hémorrhagique grave.

Mais si la varioloïde ne provoque qu'exceptionnellement l'avortement, et d'autre part contagionne rarement le fœtus, il n'en est pas de même pour les autres formes de la variole. Le nombre des avortements et le nombre des transmissions varioliques de la mère au fœtus est en proportion directe de l'intensité de la variole et croit avec elle. Ainsi dans la variole discrète l'avortement est fréquent, dans la variole confluente, il est la règle, dans la variole hémorrhagique il se produit à peu près toujours.

L'analyse des observations publiées par les différents auteurs montre que c'est surtout au moment de la période d'invasion et plus tard pendant la période de la suppuration, que se produit l'expulsion prématurée du fœtus.

Enfin la statistique de Loth Mayer qui porte sur un grand nombre de cas tend à montrer que les chances d'accident sont d'autant plus grandes que la grossesse est plus avancée.

Voici un exemple que nous empruntons à la thèse de Jobard (1880) et qui montre qu'une femme atteinte de variole hémorrhagique peut mener à terme sa grossesse et accoucher d'un enfant sain (obs. I).

Observation I

Variole hémorrhagique. — Grossesse amenée à terme. — Enfant vacciné avec succès.

Alb., 18 ans. Entre le 30 octobre 1880 dans le service de M. Legroux, à l'hôpital Laënnec, pour une variole hémorrhagique dont elle guérit.

Elle accouche le 30 janvier à terme.

L'enfant ne porte aucune marque sur la peau.

Il est vacciné le 17 février. Le vaccin réussit très bien. L'enfant porte deux belles pustules du vaccin, l'une à gauche remplie de sérosité liquide, l'autre à droite contenant encore du liquide, mais plus avancé.

Le vaccin a si belle apparence qu'on en prend pour vacciner les élèves du service.

Quand le fœtus prend la variole dans la cavité utérine, la période d'incubation de la maladie du fœtus paraît varier dans des proportions infiniment plus considérables que la variole des adultes. C'est ainsi qu'il n'est pas rare de voir des incubations de un mois, un mois et demi, deux mois de durée ; il existe des observations de fœtus varioleux avortés deux mois après la variole de la mère. Dans la thèse de Laurens, il est question d'une femme qui accouche d'un enfant varioleux, 41 jours après avoir été en contact avec une femme atteinte de variole et sans qu'elle eut elle-même contracté la maladie. Les pustules de l'enfant s'annonçaient les septième ou huitième jour au plus; on peut donc conclure d'une façon certaine, à une période d'incubation de plus de 30 jours. C'est là un délai qui dépasse considérablement le temps ordinaire de l'inoculation de la variole chez l'adulte, lequel n'excède jamais 15 jours.

Si au point de vue de l'incubation la variole du fœtus diffère considérablement de la variole de l'adulte, au point de vue de l'éruption, les différences notées sont infiniment moins considérables; cependant on a constaté que les pustules de la variole fœtale respectent en général la face ; en dehors de cette particularité la variole du fœtus peut être soit discrète, soit confluente sur tout le reste du corps; mais même dans ce cas, où la variole est confluente, il n'y a jamais qu'un très petit nombre de pustules sur le visage. Ajoutons que la variole congénitale peut parcourir toute son évolution dans la cavité utérine, l'enfant naît alors couvert de cicatrices de variole, et il est parfaitement viable.

Au point de vue de la structure histologique des pustules les examens montrent que la lésion élémentaire est la même que dans la variole des adultes, c'est-à-dire qu'il s'agit toujours essentiellement d'une altération cavitaire du corps muqueux de Malpighi. Mais à cause des conditions spéciales où vit le fœtus, l'éruption présente un certain nombre de caractères particuliers que

Charcot, Bourgeois et d'autres ont remarqués. Les pustules n'ont pas la même évolution que si elles se développaient à l'air libre : incessamment baignées par le liquide amniotique, elles suivent la marche des pustules qui viennent sur les muqueuses. Elles sont blanchâtres, aplaties, plus larges cependant que celles de la cavité buccale. Quelques-unes se résolvent, d'autres s'ulcèrent promptement, lorsque le petit disque pseudo-membraneux est tombé. La plaie suppurant peu, ne donnant jamais de croûtes, à cause de la lubréfaction des parties, se cicatrise sans laisser aucune trace. Cependant on voit quelquefois des cicatrices caractéristiques, mais elles sont peu profondes.

Voici quelques observations de variole communiquées de la mère à l'enfant avant la naissance et dont la lecture est des plus démonstrative.

Observation II (Charcot)

Éruption variolique confluente ; grossesse de six mois ; accouchement prématuré à six mois et demi de la grossesse ; longtemps après la convalescence de la mère ; fœtus présentant de nombreuses pustules varioliques avec ulcération du derme, et deux petits ulcères de la membrane muqueuse de l'estomac, par M. Charcot.

La nommée Sarah Doolen, âgée de 25 ans, née en Irlande, femme de chambre, entrée à l'hôpital de la Charité, le 16 avril 1853, salle Sainte-Anne, n° 19, service de la Clinique.

Cette femme paraît robuste, elle assure jouir habituellement d'une bonne santé. Elle n'a jamais été vaccinée ; elle assure avoir eu, vers l'âge de 11 ans, le chicken-pox ; mais cela parait peu probable, car, d'après son récit, les pustules auraient alors occcupé exclusivement le front et le cuir chevelu et leur développement n'aurait pas été accompagné de fièvre. Elle n'a jamais été atteinte ni de la rougeole, ni de la scarlatine. Elle n'a été réglée qu'à 18 ans; depuis cette époque, les règles paraissent habituellement d'une manière régulière et durent cinq jours en moyenne.

Sarah Doolen habite la France depuis deux ans et demi; elle devint enceinte il y a six mois et demi environ. Elle était à cinq mois et demi de sa grossesse lorsqu'elle fut prise tout à coup de frissons, de courbature, de vomissements. Elle dut s'aliter le 19 mars dernier, et bientôt une éruption variolique confluente régulière se manifesta. Tout porte à croire que cette affection a été assez grave. La figure a été extrêmement tuméfiée; les paupières ont été complètement closes pendant plusieurs jours, et pendant trois jours il s'est déclaré de l'aphonie et une grande gêne de la respiration. Vers la fin de la maladie, il s'est manifesté une salivation abondante. L'affection variolique paraît avoir duré en tout dix-sept jours. La malade assure que pendant son cours elle n'a jamais éprouvé de délire.

Dix jours après le début, l'enfant, qui avait commencé à remuer vers le quatrième mois de la grossesse, se livra à des mouvements beaucoup plus énergiques que d'habitude; puis les mouvements se ralentirent de jour en jour, et vers le 10 avril, c'est-à-dire 22 jours environ après le début de la variole, ils cessèrent complètement. A cette époque, les pustules étaient, depuis plusieurs jours déjà, en pleine dessiccation, et la malade commençait à prendre quelques aliments.

La malade entre à l'Hôpital de la Charité, le 16 avril, pour y être traitée d'une ophtalmie, reliquat de l'affection variolique, et siégeant à l'œil gauche. La face est encore couverte de croûtes épaisses. Mais il n'existe pas la moindre fièvre, et la malade mange d'un bon appétit. L'utérus remonte à trois travers de doigt environ au-dessus de l'ombilic, il est flasque, et l'on sent à travers ses parois les parties du fœtus qui se présentent toujours les mêmes aux examens ultérieurs. La malade ne perçoit aucun mouvement de l'enfant ; elle n'éprouve même aucune sensation de choc lorsqu'elle se couche soit sur le côté droit, soit sur le côté gauche. Elle reconnait que son ventre est plus plat qu'il ne l'était avant le début de sa maladie. Elle n'éprouve aucune incommodité ; elle digère bien et n'éprouve pas de fièvre le soir. L'auscultation abdominale, répétée à plusieurs reprises, n'a jamais permis d'entendre soit les battements du cœur du fœtus, soit même le souffle placentaire.

Le 4 mai au matin, la malade, qui jusqu'ici n'a jamais souffert du ventre, éprouve quelques douleurs dans les reins et dans le bas-ventre. A cette époque déjà, le col utérin est dilaté et permet facilement l'introduction du doigt. Le 4, pendant la nuit, les douleurs deviennent plus vives et plus rapprochées. Le 5, au matin, vers dix heures, l'accouchement s'opère spontanément et sans accident ; mais à la suite de douleurs assez vives, 24 jours environ après l'époque présumée de la mort du fœtus. Il s'est écoulé pendant l'accouchement des eaux teintes en brun roux, mélangées de méconium, mais ne présentant pas de fétidité notable.

Examen du fœtus. — Le fœtus est du sexe mâle et présente 35 centim. de long. Il n'exhale pas d'odeur fétide. Mais en raison de la macération prolongée à laquelle il parait avoir été soumis, son épiderme s'enlève avec une grande facilité. Toutefois, les altérations qu'il présente ne sont pas telles que nous ne puissions recueillir les détails qui suivent :

Thorax. — Les deux plèvres sont remplies de sérosité sanguinolente. Les poumons sont parfaitement sains ; il en est de même du thymus. Le cœur est sain : ses ventricules vides de sang. Foie à l'état normal, ainsi que la rate et les reins. La cavité péritonéale est remplie d'une sérosité brune. Les intestins ne présentent à leur face interne rien qui soit digne d'être noté ; mais nous trouvons à la face interne de l'estomac, dans l'épaisseur de la membrane muqueuse, deux ulcérations du diamètre d'une tête d'épingle et parfaitement arrondies ; l'une d'elles siège dans le grand cul-de-sac de l'estomac ; l'autre au voisinage de la région ; pylorique, l'œsophage, le pharynx, le larynx, la trachée, ne présentent pas traces de pustules ou d'ulcérations.

Tégument externe. — On y rencontre des pustules de diverses grandeurs, d'aspect divers et qui sont groupées de la manière suivante : 8 pustules peu volumineuses se rencontrent sur le cuir chevelu, douze à quinze pustules sur la face, dont quatre au pourtour de l'œil droit, six au pourtour des lèvres, au voisinage des narines, et deux à la partie antérieure de l'oreille gauche. Le cou ne présente pas de pustules aux régions antérieure et postérieure ; mais on en voit de nombreuses et de volumineuses sur ses régions latérales, surtout au niveau du pavillon de l'oreille. Elles sont disposées de la manière suivante: groupe arrondi de sept pustules au-dessous de l'oreille droite ; groupe également arrondi de huit pustules, dont deux très volumineuses et les autres petites au-dessous de l'oreille gauche; ces groupes occupent presque toute l'étendue des régions latérales du cou ; mais ils sont plus rapprochés du pavillon de l'oreille que du moignon de l'épaule.

Région thoracique antérieure : deux volumineuses pustules symétriquement disposées au centre des régions pectorales de chaque côté. Région abdominale antérieure : dix pustules disséminées irrégulièrement, dont trois volumineuses. Régions thoracique et abdominale postérieures ; cinq pustules volumineuses disséminées ; une de ces pustules, très large (7 millim. en diamètre), paraît formée par la réunion de plusieurs pustules secondaires et occupe la partie centrale de la région lombaire. Trois petites pustules existent sur la région antérieure du scrotum. Cinq grandes pustules sont disséminées sur les fesses. Le membre supérieur gauche présente douze pustules volumineuses dont deux seulement occupent la face interne du membre. Membre thoracique droit : quatre petites pustules seulement, dont trois sur le moignon de l'épaule, et une sur la partie externe et supérieure de l'avant-bras. Membres abdominaux :

côté droit, cinq pustules disséminées, dont deux à la partie interne et antérieure. Membre gauche : sept pustules, dont trois forment un groupe qui siège au tiers inférieur de la partie postérieure et externe de la jambe. Il n'existait pas de pustules aux extrémités supérieures et inférieures.

Les pustules, avant l'ablation de l'épiderme étaient presque toutes ombiliquées, bien dessinées et d'une couleur d'un blanc mat. En détachant l'épiderme, on enlevait avec lui le disque pseudomembraneux, et l'on trouvait toujours dans l'épaisseur du derme, une ulcération arrondie, taillée à pic, plus ou moins profonde et plus ou moins étendue en surface. Les plus grandes de ces ulcérations avaient environ de 4 à 5 millim. de diamètre ; les plus petites, 1 ou 2 millim. de diamètre seulement ; quelques-unes intéressaient toute l'épaisseur du derme, et l'on voyait dans leur fond le tissu graisseux sous-cutané ou même les muscles superficiels ; dans d'autres le tissu graisseux était séparé de l'ulcération par une fine membrane transparente qui en formait le fond.

Dans la plupart des cas, au voisinage des ulcérations, les follicules pileux étaient hypertrophiés. Dans aucune des ulcérations on n'a remarqué l'existence d'un travail de cicatrisation commençant. Mais quelques-unes d'entre-elles étaient remplies par une sorte de bourbillon jaunâtre, de consistance caséeuse, moulé sur la cavité de l'ulcère, et s'enlevant toujours avec la plus grande facilité. En règle générale, l'ulcération du derme avait une forme légèrement conique, le fond de l'ulcération étant plus petit que sa surface extérieure.

Observation III

Sur un fœtus âgé de six mois et demi, qui présentait des pustules varioliques (par M. Depaul).

La nommée Macloumi Hubert, âgée de 20 ans, couturière, entre à la Clinique de la Faculté le 30 novembre 1840. Cette femme, qui paraît d'une bonne constitution, assure qu'elle n'a pas cessé d'être réglée très régulièrement depuis l'âge de 14 ans.

Un premier accouchement s'est fait spontanément et à terme, après une grossesse rendue pénible par de la gastralgie, des vomissements et des syncopes fréquentes.

Pendant la grossesse actuelle, cette femme n'avait pas éprouvé d'accidents analogues, lorsque, vers le cinquième mois et demi environ, elle contracte la variole. Au début de l'éruption, les seins se seraient gonflés et quelques picotements s'y seraient fait sentir ; les mouvements actifs du fœtus auraient été perçus jusqu'au 27 novembre, environ sept jours après la cessation de la fièvre éruptive ; mais ces mouvements étaient alors beaucoup plus faibles qu'avant le début de cette affection.

Le 30 novembre, à trois heures du soir, l'accouchement se fait spontanément par les pieds, immédiatement après la rupture des membranes et après un travail de douze heures. La position était calcanéo-iliaque gauche.

L'enfant mort-né offrait un développement de six mois. La surface de son corps présentait un certain nombre de taches jaunâtres, ayant la forme et la dimension d'une petite lentille. Les points du derme correspondant à ces cicatrices paraissaient indurés et épaissis. Les cicatrices étaient assez nombreuses ; ainsi on en comptait, au côté gauche du dos 9 ; au côté droit 4 ; à la face antérieure du thorax 5 ; dans l'aisselle gauche 1 ; dans l'aisselle droite 2 ; sur le front 15 ; on en observait en outre une très grande sur le nez, au-dessous de l'aile gauche.

Il n'en existait ni dans le pharynx, ni dans le larynx, ni dans l'œsophage.

Aucune lésion intestinale n'a été remarquée. Le 1er décembre, vingt-quatre heures après l'accouchement, calme général, pouls normal ; rebord de l'utérus à un pouce au-dessus de l'ombilic, peu dur, non sensible à la pression, pas de tranchées utérines.

La face et le reste de la surface du corps de cette femme présentaient de nombreuses cicatrices, inégales, enfoncées, traces de l'éruption variolique qui parait avoir été confluente.

La malade sortit de l'hôpital le 14 décembre. Elle était alors parfaitement rétablie.

Observation IV

Case of variola in the fifth month, with consequent delivery at full term of a dead child. Transactions of the obstetrical Society of London, 1868, vol. IX, p. 110 (Résumée).

C.-W. Milne a eu l'occasion de soigner au mois de mai 1866, une femme atteinte de variole légère. Le 7 octobre 1886, elle accoucha d'un fœtus mort et macéré; bien développé, assez grand, qu'il croyait être de 8 mois. Il était évident qu'il avait eu la variole. En effet, tout son corps était couvert de croûtes sèches de couleur brun blanchâtre. La femme guérit.

Observation V

Ga... hebd., 29 juin 1855. Juan Luque.

Une jeune femme de dix-neuf ans, de tempérament sanguin, de constitution robuste, était enceinte de cinq à six mois quand elle fut prise de variole dans les premiers jours de juillet dernier. Elle entra à l'hôpital le 3. L'éruption, quoique confluente, suivit une marche parfaitement régulière et heureuse. Le 23 du même mois quelques douleurs abdominales, prélude d'un avortement qui eut lieu dans la matinée du lendemain et n'eut aucune suite fâcheuse Or, le fœtus portait très distinctement sur diverses parties de la peau des saillies pustuleuses plus ou moins disséminées, de forme lenticulaire, blanchâtres à la circonférence, rosées au centre, où elles offraient une dépression autour de laquelle la peau était légèrement froncée. Quelques pustules étaient répandues sur la tête, il y en avait un plus grand nombre sur les épaules et les parties latérales du tronc, quelques-unes enfin se voyaient sur la partie extérieure de la poitrine, plus larges que les autres et ne paraissant arrivées encore qu'à la période de dessiccation. (*La Cronica de los hospistales*, 8 avril 1855).

Curschmann (*loc. cit.*, page 306) rapporte un cas d'infection d'un fœtus, qui d'après lui résulterait d'une variole sans exanthème de la mère. Pendant une épidémie grave de variole une femme âgée de 40 ans au quatrième mois de grossesse fut atteinte d'une fièvre intense, céphalalgie, rachialgie et tous les symptômes du stade initial de la variole. Toutefois, le quatrième jour la fièvre disparaît complètement et malgré un examen très minutieux on ne découvrit sur elle aucune trace de l'éruption attendue. Dix jours après le commencement de la maladie quand elle était déjà complètement rétablie, elle mit au monde un enfant couvert d'une éruption toute récente de variole qui se développa ensuite et qui se mit à suppurer.

La femme est morte trois jours plus tard.

Le Dr Lebert (*Bull. de thérap.*, 30 avril 1849), montra à la Société biologique de Paris, un fœtus de 4 mois environ dont le corps était couvert de pustules de variole. La mère était atteinte d'une légère varioloïde et avorta pendant la convalescence.

Le Dr King (*N. Y. Journ. Med. and Surg.*, April 1840), mentionne un cas de varioloïde chez une femme enceinte qui, 17 jours après l'apparition de l'éruption, quand la dessiccation était complète, accoucha d'un enfant de 7 mois, vivant et couvert de pustules de variole.

Le Dr William F. Taylor (*Amer. Journ. Med. Scienc.*, new series, vol. XXVI, p. 127), cite un cas où une femme enceinte fut atteinte d'une légère varioloïde et qui, 12 jours après l'apparition de l'éruption, restée à l'état de papules, expulsa un fœtus de 5 mois environ, dont le corps était couvert de pustules de variole.

Enfin, Vuthe Welch cite deux cas personnels d'infection intra-utérine. Dans le premier, il s'agit d'une femme de 22 ans qui fut atteinte d'une varioloïde au cinquième mois et demi de grossesse. Elle avorta au sixième jour du commencement de l'éruption ; guérit après 41 jours de séjour à l'hôpital. L'enfant présenta des taches rouges qui étaient considérées comme des cicatrices d'une éruption vésiculeuse. Dans le second cas, il s'agit d'un enfant né au huitième mois de grossesse, sur le corps duquel on constata une éruption à la première période de son évolution. L'enfant mort 8 jours après sa naissance, présenta à ce moment une éruption de variole typique. La mère, qui, elle aussi, était atteinte de variole, mourut peu de temps après l'accouchement.

Le Dr Luther V. Bell (*Amer Jour. med. scien.*, may 1836) rapporte le cas d'un enfant bien portant, né à terme, qui présenta sur l'abdomen et sur les cuisses des cicatrices typiques et qui était réfractaire à la vaccination. La mère a eu au septième mois de sa grossesse une variole confluente.

Van Swieten (cité par le Dr D. Hosack « *Med. Essay* ») et Gregory dans « *Eruptive Fevers* » rapportent un cas analogue à ce dernier.

OBSERVATION VI (CHARLES, in Th. HUC)

Variole congénitale avec pustules en suppuration au moment de la naissance; taches blanches sur la plèvre ressemblant à des pustules; accouchement à terme; variole chez la mère.

Le 7 juin 1862, est entrée à l'hôpital Lariboisière, salle Sainte-Eugénie, nº 5, dans le service de M. Duplay, la nommée L..., âgée de 21 ans. Cette femme est douée d'une constitution moyenne, d'un tempérament lymphatique et n'a jamais été vaccinée. Elle est enceinte de huit mois et demi et est admise à l'hôpital pour une variole dont l'éruption date de trois jours et s'est développée après des prodromes assez légers qui ont duré trois jours. La maladie, lors de l'entrée de cette femme à l'hôpital ne présente rien de particulier ; les pustules sans être confluentes, sont assez nombreuses, larges, bien développées et renferment déjà un liquide purulent. La face est légèrement tuméfiée et le pouls médiocrement développé, bat 80 pulsations.

Le 10. Les pustules de la face commencent à se dessécher et à former des croûtes, les extrémités des membres sont quelque peu tuméfiées.

Le 15. Les croûtes provenant des pustules de la face sont tombées sans laisser de cicatrices ; celle du tronc et des membres existent encore. Cette variole, comme on le voit par cette description succincte, a été très bénigne et toutes les évolutions de l'éruption se sont produites rapidement. Sa grossesse avait été heureuse, et jusque-là la variole n'avait pas semblé y apporter aucun trouble, lorsque le 15 juin dans la soirée, cette femme fut prise de coliques utérines qui se continuèrent pendant la nuit et se terminèrent par un accouchement. L'enfant, qui est du sexe feminin, présente un développement normal, un embonpoint ordinaire, et tous les actes de la vie du nouveau-né s'accomplissent chez lui avec régularité et énergie. Mais toute la surface de son corps est le siège d'une belle éruption pustuleuse. Ces pustules sont très larges, très peu saillantes, ombiliquées à leur centre ; elles ont une coloration d'un blanc de lait, et renferment un liquide séro-purulent ; quelques-unes même, à la face, ne renferment que du pus. Elles sont très confluentes à la face.

L'enfant prend le sein et n'est nullement incommodé par sa maladie. Sept jours après sa naissance, quand plusieurs pustules commencent à se dessécher et les croûtes formées tombent, l'enfant devient souffrant, sa face s'altère ; quelques convulsions se montrent le soir, elles se renouvellent pendant la nuit et il succombe le lendemain matin.

OBSERVATION VII (FABRICE DE HILDEN)

La femme de Borne-Chardin, primipare, vers l'époque de son accouchement fut atteinte de variole en même temps que son mari. La maladie fut si grave que le mari mourut, bien que la femme souffrit tout à la fois de cette maladie et de l'accouchement, qui fut très laborieux, elle mit au monde son enfant bien vivant mais affecté d'une variole si confluente, que tout le visage et le corps étaient couverts de pustules.

OBSERVATION VIII (BARTHOLIN, *Epist. med.*, in Th. HUC).

Une femme de 38 ans, pauvre, lorsqu'elle était enceinte et sur le point d'accoucher se plaignit de douleurs générales, de pendiculations de cœur et de démangeaisons. Des pustules de variole sortirent bientôt de toute la surface du corps. Elle accoucha bientôt d'un enfant tout couvert de pustules de variole qui dormait paisiblement après avoir été baptisé ; mais sa mère mourut le troisième jour après l'accouchement.

Une particularité des plus intéressantes et qui mérite d'autant plus d'être soulignée, qu'elle se rencontre notée dans un grand nombre d'observations, est la suivante : dans les cas de grossesse gémellaire un des fœtus peut être infecté de variole, tandis que l'autre reste indemne.

De tels faits sont justiciables d'une explication. Il est très possible en effet que la circulation des deux placentas ne communique pas, et qu'une brèche ait été effectuée sur l'un deux livrant passage aux micro-organismes, l'autre placenta restant intact, et pouvant tenir jusqu'au bout son rôle de membrane filtrante. Un foyer hémorrhagique limité à un des placentas explique d'une façon satisfaisante la transmission variolique localisée à un seul fœtus.

Voici un exemple de cette particularité pathologique.

Observation IX

Grossesse gémellaire. — Avortement à cinq mois et demi. — Variole congénitale chez un fœtus. — Absence de variole chez la mère et le fœtus jumeau. Chantreuil. *Gazette des hôpitaux*, 1870, p. 173.

La nommée Marie A..., âgée de 20 ans, cuisinière, est entrée au service d'accouchement de la Clinique, dirigé par M. le professeur Depaul, le 27 janvier 1870, à 8 heures du soir. Constitution bonne ; conformation du bassin normale.

Cette femme a été vaccinée dans l'enfance avec succès ; elle porte à chaque bras trois cicatrices bien marquées de vaccine. Mais elle n'a pas été revaccinée.

Elle a été réglée la première fois à 15 ans ; elle l'est depuis régulièment trois ou quatre jours par mois. Date de la grossesse : 10 septembre 1869, le terme de la grossesse serait donc de cinq mois et demi environ. Pas d'accidents, pas de maladies pendant cette période ; quelques nausées, quelques vomissements, seulement pendant les trois premiers mois. Notre accouchée n'a jamais eu la variole.

Les premières douleurs de l'enfantement se manifestèrent le 27 février à sept heures du matin. Quant aux membranes, on les a rompues ; la première poche à 8 heures 40 minutes du soir ; la deuxième, à 10 heures du soir.

Le premier enfant se présentait par le sommet en O.I.D.P. ; le second enfant par le siège, en S.I.G.A.

La durée du travail a été de 15 heures, la délivrance naturelle.

Les enfants sont nés vivants ; le premier était du sexe masculin, le second du sexe féminin.

Poids du premier.......... 640 grammes
Poids du deuxième.......... 595 »

Le placenta était constitué par une seule masse, sur laquelle s'inséraient les deux cordons, il y avait deux poches constituées chacune par un amnios et un chorion. Il n'existait aucune communication entre les systèmes circulatoires des portions placentaires appartenant respectivement à chaque fœtus.

Le point intéressant de cette observation me paraît être l'existence de pustules varioliques existant chez un des fœtus, et manquant complètement à la fois chez le jumeau et chez la mère.

Ces pustules occupent principalement la partie antérieure de la poitrine, le dos, le cou, elles sont peu nombreuses sur la face et au niveau des membres. Leur caractère de pustules varioliques est évident ; elles sont arrondies, présentent un rebord saillant, une ombilication bien marquée ; elles sont blanchâtres et ressemblent beaucoup aux pustules qu'on rencontre sur les muqueuses, à cause de leur macération dans le liquide amniotique. Elles ne sont pas confluentes, mais on peut en compter facilement une quinzaine disséminées sur les régions que nous venons de résumer.

Les fœtus ne présentèrent à l'autopsie aucune lésion d'organes pouvant expliquer l'avortement.

Les annexes (placenta et membranes) n'offraient pas ces dégénérescences spéciales (fibro-graisseuses, hémorrhagiques, etc.), auxquelles on peut attribuer quelquefois l'expulsion prématurée de l'œuf. Nous n'avons trouvé, soit du côté du père, soit du côté de la mère, aucun antécédent morbide auquel peut être rattaché ce phénomène.

Nous résumerons de la façon suivante les caractères essentiels de la *variole du fœtus* : incubations de durée variable, souvent très prolongée ; invasion uniquement marquée par un malaise général de la femme et des mouvements exagérés du fœtus ; éruption discrète, en général, respectant presque complètement la face ; suppuration probablement peu abondante ; terminaison par la destruction d'une partie du derme, laissant à sa suite des cicatrices indélébiles qui persistent après la naissance. La variole du fœtus peut s'accompagner, comme celle de l'adulte, de complications du côté des divers appareils. C'est ainsi qu'on a noté l'otite purulente avec carie du rocher, la périostite et la nécrose du tibia (Laborie), la kératite purulente amenant à sa suite le staphylôme cornéen (Méjeau). Au point de vue du pronostic, la variole du fœtus entraîne généralement sa mort. Cependant, la guérison in utero est possible, et nous pourrions reproduire d'assez nombreuses observations d'accouchements à terme, ayant donné naissance à des enfants marqués de la petite vérole (Mauriceau, Méjeau, Sommer, etc.).

Étant donné une femme enceinte atteinte de la variole,

est-il possible de reconnaître si le fœtus a été contagionné ?

L'aggravation de l'état de la mère pourrait être un indice capable de le faire soupçonner, si l'on n'avait d'ailleurs les signes fournis par l'auscultation du fœtus. On ne peut toutefois arriver qu'à une présomption ; car il se peut fort bien que les modifications de l'état général de la mère, provoquées par la maladie du fœtus, soient masquées par les phénomènes généraux de la variole ellemême.

Mais, si la femme n'a pas la variole, quand le fœtus devient malade (comme dans l'observation que nous devons à M Pudin), ou si la mère n'a eu qu'une simple varioloïde (observation de M. Charcot) on voit les symtômes les plus graves se montrer chez la mère pendant la variole du fœtus, et l'on comprend à quel point le diagnostic peut s'égarer en pareil cas.

Observation X (inédite)

Variole pendant la grossesse. — Fœtus succombe plus tard pendant la grossesse. — Pustules de variole sur son corps. (Observation prise en 1880 par M. Budin, chef de clinique de M. Depaul.)

Une femme de 33 ans, cuisinière, de bonne constitution, est accouchée une première fois à terme d'un enfant bien portant. Elle a ses dernières règles le 18 septembre 1879 ; à la fin de janvier 1880, quoique vaccinée, elle a eu une variole non confluente, mais elle n'a été complètement remise qu'au 15 février. Elle avait un peu de troubles généraux, pas de nausées, pas de vomissements. Elle reste bien portante jusque dans les premiers jours du mois de mars 1880 ; à cette époque elle est devenue souffrante : elle avait beaucoup de fièvre ; la nuit elle était brûlante, la soif était vive, elle avait de l'inappétence. En même temps survenait un amaigrissement rapide, des douleurs utérines reparaissaient par intervalles et l'utérus devenait dur.

Elle entre à l'hôpital le 12 mars 1880 ; son mari qui l'amène croyait, ainsi que sa famille, qu'elle allait peut-être succomber ; elle est très pâle ; le pouls est encore chez elle très rapide, mais elle a peu de fièvre ; seulement son état général est grave, elle a des menaces de syncope, on est même obligé pendant une nuit de la surveiller constamment, de lui faire respirer de l'éther et des sels. Elle n'avait pas senti remuer, mais en l'examinant on constate que l'utérus remonte à 2 travers de doigt au-dessus de l'ombilic ; à l'auscultation on entend les bruits du cœur du fœtus, M. Budin les perçoit les deux premiers jours de son séjour à l'hôpital et les fait constater ensuite à M. Depaul. On prescrit le repos au lit et des lavements laudanisés pour calmer les douleurs utérines.

Après 4 ou 5 jours les douleurs disparaissent ; il n'y a plus de menaces de syncopes ; l'appétit revient, il n'existe plus de fièvre, le pouls n'est plus fréquent. En 7 jours la malade se transforme complètement ; elle paraît tout à fait guérie et sort de l'hôpital. Le chef de clinique, M. Budin, très occupé à ce moment par le concours d'agrégation où il était candidat ne pratique pas l'auscultation de la mère avant son départ de l'hôpital.

Une fois rentrée chez elle, elle resta toujours bien portante, et ne vit pas de lait survenir dans les seins. Elle se trouvait absolument transformée.

Le 30 avril elle rentre à la clinique et expulse un enfant mort et très macéré, qui se présente par le siège et pèse 820 gr.

L'enfant est très altéré ; les os du crâne chevauchent les uns sur les autres. Le corps forme une masse grise, mollasse ; il est du sexe masculin. Sur la partie supérieure de la poitrine se trouve à droite une pustule plate, d'une coloration blanc grisâtre : au niveau de la région claviculaire gauche il y a deux pustules plus petites et très nettement ombiliquées. Au niveau de la région cervicale postérieure il en existe quatre dont une grosse mesurant environ 5 millim. de diamètre; les trois plus petites ayant deux millim. de diamètre. On trouve également des pustules petites et moyennes sur les bras, sur le dos, sur la cuisse droite et sur la jambe gauche.

A l'autopsie on constate que le foie est d'une couleur jaune clair ; tous les autres organes abdominaux ont la même coloration, ainsi que les poumons et le cœur.

Le placenta est rouge ; il présente dans son épaisseur un grand nombre de masses grisâtres ; deux d'entre elles sont assez volumineuses, les autres sont petites et dans l'épaisseur du placenta, une de ces masses présente dans son centre une cavité qui contient une matière rouge brunâtre puriforme ; elle logerait un pois.

L'enfant est présenté dans la séance du 4 mai 1880 à l'Académie de médecine par M. le professeur Depaul.

A propos de cette présentation, M. Blot dit qu'il a eu l'occasion d'observer un cas de variole sur un fœtus de cinq mois, dont la mère n'avait pas eu la maladie et avait simplement servi de véhicule au virus morbide. La mère, parfaitement bien portante et vaccinée, étant allée visiter une compagne atteinte de la variole, fut prise quelques juors après de malaise et de coliques utérines, à la suite desquelles elle vient à la Clinique faire un fausse couche, à cinq mois de grossesse. Le fœtus, examiné par M. Blot, présentait 80 à 90 pustules varioliques parfaitement développées, non seulement sur la surface de la peau, mais encore sur la muqueuse du tube digestif.

M. de Villiers a eu également, en 1842, l'occasion de

voir avec son père, un fœtus de 5 mois atteint de pustules varioliques, sans que la mère présentât les symptômes de maladie.

Observation XI

Variole du fœtus, varioloïde chez la mère ; avortement au cinquième mois de la grossesse, par M. Charcot. (Loc. cit.)

Une femme âgée de 23 ans, d'un tempérament où prédomine évidemment le système nerveux, bien réglée habituellement, portant au bras gauche des cicatrices de légitime vaccine et n'ayant jamais eu la variole, entre, le 25 mars, à l'hôpital de la Charité (salle Saint-Basile, 10, service de M. Roger) ; elle se dit enceinte de 5 mois.

Voici les faits que nous croyons devoir noter dans ses antécédents. Étant très jeune elle a eu des fièvres revenant par accès tous les 2 jours ; plus tard à l'âge de 13 ans, elle a été *choréique* pendant plusieurs mois. Les règles se sont établies difficilement ; leur apparition a été précédée de flueurs blanches abondantes. Mais enfin elles sont devenues régulières. Il y a 2 ans, une première grossesse se manifeste. Nul accident ne l'accompagne, si ce n'est quelques douleurs dans les reins et dans le bas-ventre pendant la marche et la station verticale. L'accouchement se fait d'ailleurs naturellement, à terme, et l'enfant est aujourd'hui bien portant. Il y a cinq mois, signes d'une nouvelle grossesse. Ajoutons que, dans l'intervalle entre la première et la deuxième grossesse, aucun phénomène morbide ne s'est manifesté.

Dès le début de la nouvelle grossesse, la malade éprouve une fatigue insolite, de la langueur. En même temps les tissus pâlissent ; il survient de la céphalalgie, des douleurs dans les reins et dans les aines, surtout pendant la marche. En même temps un abondant écoulement de flueurs blanches apparaît. Les palpitations ne sont pas habituelles, mais il y a de temps à autre des lipothymies. Tout ceci dure pendant les quatre premiers mois de la grossesse.

Il y a 3 semaines environ, sans cause connue, le malaise augmente ; en même temps des frissons assez intenses, de l'inappétence, de la chaleur fébrile se font sentir ; puis, à la suite de légères démangeaisons, des boutons apparaissent aux bras, aux poignets, aux cuisses, sur la face. Ces boutons sont tout au plus au nombre de dix en tout ; ce sont d'après la description de la malade, des papules qui bientôt se couvrent d'une vésicule argentée dont l'enveloppe se dessèche bientôt de manière à former une croûte. Cette croûte après sa chute, laisse voir, surtout à la face palmaire du poignet droit, deux petites ulcérations superficielles du derme, dont on voit encore très bien les traces aujourd'hui.

D'ailleurs, l'apparition de l'éruption que nous venons de décrire a été accompagnée d'une rémission presque complète des phénomènes généraux, qui l'ont précédée. L'évolution des *pustules*, depuis l'apparition des papules jusqu'à la chute des croûtes, s'est faite à peu près en 5 jours. Notons que, dans les phénomènes prodromiques nous n'avons à remarquer ni vomissements, ni douleurs de reins nouvelles.

C'est à cette époque que, pour la première fois, les mouvements de l'enfant se firent sentir. Assez intenses d'abord, douloureux même pour la mère, ils ne tardèrent pas à devenir très rares, et bien différents, dit-elle, de ce qu'ils s'étaient montrés lors de la première grossesse. Remarquons, toutefois, qu'elle assure avoir senti remuer jusque dans ces derniers temps, mais c'était surtout quand elle changeait de position, et alors une sorte de choc se faisait sentir dans la partie de l'utérus devenue la plus déclive.

Quinze jours après le début de la fièvre éruptive, elle entre à l'hôpital, où nous la trouvons dans l'état suivant :

La face est très pâle, plombée ; les yeux sont enfoncés et entourés d'un cercle brun. État de langueur extrême ; céphalalgie; pas de palpitations ; pas d'œdème des membres inférieurs. La malade ne tousse pas ; elle assure ne pas tousser habituellement et n'avoir jamais craché de sang. L'auscultation des poumons, ne fait, au reste, entendre aucun bruit anormal. Souffle doux bien manifeste, au cœur, au premier temps et à la base ; murmure vasculaire continu dans les vaisseaux du cou.

Douleurs dans les reins et dans le bas-ventre, spontanées et provoquées par la pression, par la marche et par la station.

La langue est rouge, sans enduit, parfois sèche. La peau s'échauffe un peu le soir, et il y a de temps en temps des frissons erratiques. Le soir aussi le pouls devient généralement assez fréquent (de 90 à 100 pulsations). Pas de sueurs nocturnes.

Le foie et la rate ont leur volume normal ; l'utérus monte de 1 à 4 pouces au-dessus de l'ombilic. Jamais l'auscultation de l'utérus n'a pu dénoter l'existence soit du souffle placentaire, soit des battements du cœur du fœtus.

En raison de ces symptômes, on administre à la malade 50 centigrammes de sous-carbonate de fer chaque soir ; bains simples.

Au bout de cinq ou six jours de ce traitement, la malade se sent beaucoup mieux et pense déjà à sortir de l'hôpital. Ainsi la petite fièvre du soir avait diminué ; les douleurs dans les reins et dans le bas-ventre avaient presque entièrement cessé, lorsque dans la nuit du 3 au 4 avril, la malade est réveillée tout à coup par une violente douleur siégeant au-dessus du pubis, douleur suivie presque aussitôt d'un écoulement assez abondant de sang par les parties génitales. Ces douleurs prennent bientôt le caractère de douleurs expultrices, et l'accouchement s'opère à une heure de l'après-midi, le 4 avril.

L'enfant offre tous les caractères d'un fœtus de 5 mois et présente en outre tous les signes qui dénotent une mort remontant déjà à plusieurs jours au moins. En effet, le tissu cellulaire péri-crânien est abondamment infiltré de sérosité rousse ; de plus, l'épiderme s'enlève presque partout avec la plus grande facilité, surtout aux mains et aux pieds. D'ailleurs, pas de fétidité bien remarquable.

Le corps de ce fœtus présente çà et là des *pustules* de divers volumes, dont les unes sont isolées, dont les autres, au contraire, sont réunies en plaques plus ou moins larges. De ces pustules, les unes ont de 6 à 7 millimètres de diamètre : ce sont, il est vrai les plus volumineuses ; il en est, au contraire, qui ont tout au plus de 1 à 2 millimètres de large, il en est enfin de volumes intermédiaires. Toutes sont parfaitement arrondies, et font une légère saillie au-dessus du niveau de la peau. La plupart présentent une dépression centrale de l'ombilic, d'autres présentent, au contraire, une surface entièrement lisse, et cet ombilic n'existe pas plus spécialement soit sur les grandes pustules soit sur les petites ; car il est de très petits boutons qui ont à leur centre une dépression bien nette ; il en est de volumineux, au contraire, qui n'en présentent pas de traces.

La couleur des pustules est d'un blanc jaunâtre, mat, opaque, qui tranche vivement sur la coloration rouge foncé des téguments. Voici d'ailleurs d'une manière générale comment elles sont disposées à la surface du corps. La région du crâne présente quatre ou cinq pustules, petites, non ombiliquées ; trois pustules volumineuses, non ombiliquées, sur la face : l'une en avant du lobule de l'oreille droite ; l'autre à la commissure droite des lèvres ; l'autre enfin au-dessous de la lèvre inférieure. La région de la nuque est entièrement couverte par une large plaque composée de pustules, dont les plus périphériques sont encore libres par une partie de leur circonférence, dont les plus centrales sont entièrement confondues. De larges fissures sillonnent cette plaque, au fond desquelles le derme est mis à nu par suite de la chute d'une partie de l'épiderme et de la *matière opaque sous-jacente*, laquelle est en ce point friable et comme caséeuse. Quatre ou cinq pustules de divers volumes, dont quelques-unes sont ombiliquées à la partie supérieure de la région du dos ; quatre petites pustules non ombiliquées sur la fesse gauche; trois pustules non ombiliquées sur la région antérieure de la poitrine.

Les membres inférieurs présentent les boutons les plus volumineux, les mieux caractérisés, les plus ombiliqués. Ces boutons, chose à noter, semblent rassemblés autour des articulations du genou. C'est ainsi qu'on rencontre trois pustules, dont deux très volumineuses et ombiliquées, immédiatement au-dessus du genou gauche, à la partie interne et inférieure de la cuisse; quatre pustules, dont trois volumineuses et ombiliquées à la partie supérieure du mollet gauche; à droite, une large pustule non ombiliquée à la partie interne et supérieure de la jambe et plus bas deux ou trois petits points blancs non ombiliqués. Le membre supérieur droit ne présente qu'une seule pustule, sans ombilic, à la partie postérieure et inférieure de l'épaule, mais le gauche présente au coude une large plaque composée d'au moins huit ou dix pustules, dont la plupart sont encore distinctes et bien ombiliquées. Il en existe en outre une très grande et sans ombilic à la partie postérieure de l'avant-bras, au-dessus de l'articulation du poignet.

Nous avons cherché à nous rendre compte de la composition anatomique de ces pustules. Voici ce à quoi nous sommes arrivé:

Si l'on enlève l'épiderme de la périphérie de la pustule vers son centre, ce qui est facile à cause de la macération à laquelle le fœtus a été exposé, on enlève avec lui la matière blanchâtre qui donne au bouton son relief et sa coloration. Alors on voit à la surface du derme, mis à nu, une foule de papilles coniques, d'une couleur blanchâtre, hyaline, du centre desquelles part généralement un poil. Les portions du derme sur lesquelles sont implantées ces papilles présentent aussi une coloration blanche et une légère saillie au-dessus du niveau du derme. En dehors de la tache blanche formée par ces papilles, qui ne sont évidemment que les follicules fibreux anormalement développés, d'une part, et le derme infiltré d'une substance particulière, de l'autre, se voit une auréole d'un rouge vif sur laquelle les follicules pileux sont encore volumineux, mais beaucoup moins qu'au niveau de la tache. Enfin, en dehors de l'aréole, le derme présente des caractères normaux, et les follicules pileux y ont leur volume ordinaire.

Si l'on fait une coupe verticale de la peau passant par le milieu d'une pustule, et qu'on examine la tranche mince ainsi obtenue, par transparence et au microscope, on voit au niveau de la pustule le derme plus épais, plus opaque qu'ailleurs, contenant des follicules verticalement disposés et presque juxtaposés, cylindriques à leur centre, mais terminés en cul-de-sac à une de leurs extrémités, celle qui correspond à la face profonde du derme. Ces follicules paraissent en outre distendus par un liquide, et l'emportent au moins d'un tiers en volume sur les follicules pileux du derme examiné en dehors des pustules. Du centre de chaque follicule part un poil, qui naît tout près du cul-de-sac terminal, traverse la couche anormale sous-épidermique, et enfin l'épiderme lui-même ; et en effet, en examinant à la loupe la surface des pustules, on la voit hérissée d'une foule de petits poils, comme cela a lieu d'ailleurs pour le reste de la surface tégumentaire.

Nous avons examiné ensuite l'épiderme et la matière anormale qu'on enlevait avec lui, et à laquelle la pustule devait la plus grande partie de son relief. Or, dans cette masse, à part les cellules épidermiques à contours bien nets et à noyaux bien distincts, cellules très nombreuses, il est vrai, au niveau de la pustule, nous n'avons rien trouvé de remarquable, si ce n'est une matière amorphe au sein de laquelle existaient des granulations arrondies, opaques, disposées en groupes ; nous n'avons pas pu déterminer la nature de ces globules, mais nous pouvons affirmer qu'il ne s'agissait pas là de globules du pus bien qu'on pût les considérer comme tels, eu égard à leur volume.

Rien, dans la structure des pustules qui ait pu nous indiquer par quel mécanisme s'était opérée l'ombilication. Le plus souvent la dépression centrale embrassait le sommet de cinq ou six follicules pileux, qui d'ailleurs ne paraissaient pas plus volumineux ou autrement altérés que ceux qu'on rencontrait dans le reste de la pustule.

L'ouverture du cadavre ayant été faite, nous n'avons rien trouvé de notable dans les principaux viscères. La muqueuse buccale, celle du pharynx, ne présentent pas de pustules. Rien de notable dans l'œsophage, l'estomac, l'intestin grêle, le gros intestin, qui ont été examinés dans toute leur étendue; foie décoloré, non congestionné, rate normale. Les poumons sont sains, ainsi que le cœur et le thymus. Une certaine quantité de sérosité sanguinolente dans les plèvres, le péricarde et le péritoine ; mais ceci peut naturellement être attribué au genre de mort du fœtus (5 avril).

Passons maintenant à un autre ordre de faits.

Il peut arriver que la mère, ayant eu la variole pendant sa grossesse, accouche d'un enfant sain en apparence, mais qui est en puissance de variole, et chez lequel apparaîtra l'éruption, une fois l'incubation terminée. Les faits de ce genre ont été plusieurs fois notés par les auteurs. C'est ainsi que Benson Baker (1) a observé six femmes enceintes affectées de variole qui accouchèrent avant terme d'enfants vivants. Aucun de ces enfants ne portait à sa naissance de traces de variole; mais dans l'intervalle du quatrième au huitième jour, ils furent affectés d'une éruption variolique quelque peu modifiée. Tous moururent à l'exception d'un seul.

Gubler (2) a rapporté l'histoire d'une femme qui prit une variole très légère dans les derniers jours de sa grossesse. L'accouchement eut lieu en pleine éruption.

(1) BENSON BAKER. *Trans. of Obst. Soc. London*, 1868, p. 108.
(2) GUBLER. *Soc. méd. des hôp.* 1870.

L'enfant, huit jours après sa naissance, présenta une éruption de variole.

De tels faits sont importants à connaître. On conçoit en effet qu'un enfant né dans ces conditions puisse devenir une source de contagion.

Lynn rapporte un cas de contagion survenu de cette manière.

Nous devons à l'obligeance de notre cher maître M. Budin, une observation des plus importantes à cet égard, et nous ne saurions trop le remercier d'avoir bien voulu s'en dessaisir en notre faveur.

Voici cette observation qui était rédigée avec les notes de l'interne du service, M. Buscarlet.

Observation XII (inédite)

Primipare. — Femme accouchée chez une sage-femme de la Clinique. — Administration d'ergot de seigle pour hémorrhagie. — Tentatives de délivrance artificielle. — Amenée à l'hôpital 4 heures 1/2 après l'accouchement. — Rétraction du corps de l'utérus. — Une piqûre de morphine. — Chloroforme. — Délivrance artificielle par M. Budin, 8 heures 1/2 après l'accouchement. — Température élevée à son entrée.— Mort trois jours après de variole hémorrhagique. — Enfant né bien portant; vacciné sept jours après la naissance avec succès; pris de variole treize jours après la naissance. — Variole très bénigne de l'enfant, communiquée à un autre enfant sous une forme grave.

La nommée M. D..., domestique, se présente à la Clinique d'accouchement de la Faculté de médecine le 18 mars, elle est envoyée chez une sage-femme attachée à cet hôpital, et là elle accouche spontanément le 18 mars, à onze heures du soir d'un enfant de volume normal. Elle est amenée à la Charité, le 19 mars à trois heures et demie du matin par la sage-femme.

La parturiente fut menstruée à douze ans, irrégulièrement pendant deux jours. Les règles étaient précédées et accompagnées de coliques et dans l'intervalle, la malade avait des pertes blanches abondantes ce qui indiquerait qu'il existait un état pathologique du côté de l'utérus, néanmoins il n'y a jamais eu de caillots. Elle n'a eu ni avortement ni fausses couches antérieurement.

Ses dernières règles dateraient du commencement d'août et sa grossesse n'aurait été compliquée que par la présence de varices et par de l'œdème des jambes.

Comme il a été dit plus haut, cette femme a accouché à onze heures du soir, le 18 mars. L'enfant avait deux circulaires du cordon, assez serrés d'après la sage-femme, et qu'elle aurait fait passer avec difficulté par-dessus la tête.

La parturiente perdant un peu de sang la sage-femme fait une injection chaude pour arrêter l'hémorrhagie ; voyant que l'écoulement sanguin persiste elle fait une traction sur le cordon et comme il craque elle est prise de peur et introduit la main pour faire la délivrance artificielle ; elle ne réussit pas, la femme s'affaiblissant, elle lui donne des grogs et enfin dans une cuillerée ou deux d'eau, elle mélange au dire de la malade une petite pincée de poudre brunâtre, qu'elle lui fait avaler ; cette poudre qui a un goût fade empâte un peu la bouche.

Ensuite, elle prévient un médecin de quartier qui échoue également dans ses tentatives de délivrance artificielle. Il donne le conseil de l'amener à l'hôpital et, à cet effet, délivre un bon de transport en voiture. La malade descend les escaliers et arrive dans le service d'accouchements soutenue par un infirmier d'un côté et la sage-femme de l'autre.

Quand nous la voyons à 3 heures 1/2, nous trouvons une femme pâle, les lèvres un peu décolorées, le pouls petit et assez fréquent, l'écoulement sanguin a cessé, le cordon très long présente à dix centimètres de l'orifice vulvaire un paquet de membranes emprisonnant un assez gros caillot, l'amnios a donc été tiraillé et décollé sur une assez grande étendue du cordon. Par la palpation, nous sentons un utérus dur, rétracté, à deux travers de doigt au-dessous de l'ombilic et bien sur la ligne médiane.

Au toucher, on sent une portion de placenta remplissant le cul-de-sac postérieur, environ 1/3 de placenta normal ; il semble que cette portion du placenta a été tiraillée, elle est irrégulière, les cotylédons se détachent bien les uns des autres, elle se continue dans l'utérus par une espèce de portion étranglée assez lisse, du volume du pouce, plutôt un peu plus gros, l'orifice externe permet bien l'introduction d'un et même de deux doigts, mais l'orifice interne qui est rétracté se refuse absolument à en laisser passer deux, et c'est avec difficulté qu'un doigt pénètre à travers son orifice, on ne sent absolument rien reposant au-dessus de lui, non seulement l'utérus est rétracté, mais encore il se contracte et la femme gémit à chaque instant.

M. Budin est immédiatement prévenu, mais vu cet état de rétraction de l'utérus, il décide d'attendre qu'il y ait un peu de relâchement ; il ordonne de faire des injections vaginales fréquentes et une piqûre de morphine, qui est faite à 7 heures 1/2 du matin.

Mais la femme ne cesse pas de souffrir ; il n'y a plus d'hémorrhagie ; elle s'est un peu remontée. Les choses sont toujours dans le même état. La température axillaire est de 39°,1. Cette élévation de température frappe M. Budin qui, interrogeant la femme, apprend qu'elle était très mal à l'aise depuis plusieurs jours, souffrant vivement des reins.

A 8 h. 45 du matin, M. Budin intervient, après avoir pris les précautions antiseptiques nécessaires, la malade étant endormie est placée dans la position obstétricale, un drap plié en 4 est glissé sous le siège, M. Budin introduit la main dans le vagin, l'index est glissé dans l'orifice interne, ce dernier cède peu à peu puis un second, un troisième et un quatrième sont introduits dans l'utérus mais le pouce ne peut pas pénétrer et est placé dans le cul-de-sac qu'il déprime profondément, la main gauche maintient le fond de l'utérus à travers la paroi abdominale, le placenta n'est adhérent qu'à la paroi antérieure de l'utérus, les parois postérieures et latérales sont libres. La face dorsale de la main se trouve appliquée contre la paroi postérieure de l'utérus, la face palmaire regarde en avant, l'extrémité des doigts se trouve tout à fait en haut ; ces derniers se recourbent d'arrière en avant et de haut en bas, s'insinuent entre le placenta et l'utérus et les sépare l'un de l'autre petit à petit très doucement, le placenta étant en grande partie décollé et gênant la main de l'opérateur la partie libre est saisie et amenée dans le vagin, les doigts retournent ensuite décoller la partie restée adhérente puis amènent tout le placenta au dehors ; une dernière exploration prouve qu'il ne reste plus dans la cavité utérine qu'un petit fragment de cotylédon qui est ramené au dehors, une injection intra-utérine avec 6 litres de sublimé à 1 pour 2000 est pratiquée puis on termine par une injection de naphtol à 0,20 pour 0/0. Pendant toute l'opération la malade n'a pas perdu de sang.

Dans la journée on lui fait des injections vaginales fréquentes, une injection intra-utérine avec sublimé et naphtol.

Grogs, champagne, 1 gr. de sulfate de quinine. La malade se plaint toujours. La température du soir est de 39°,2.

Le mercredi, 20. Température 39°,5, 38°, grande lassitude un peu d'agitation, douleurs dans les reins, soif continuelle, langue sèche. Céphalalgie.

On s'aperçoit dans la matinée d'une éruption qui s'est produite sur le visage, la face dorsale des mains, les avant-bras, l'abdomen et les cuisses. Elle consiste en papules rosées, saillantes, très rapprochées les unes des autres sur le visage et les mains, très distantes sur l'abdomen et les cuisses où elles sont plus rares. Dans ces deux régions seulement on trouve quelques vésicules grosses comme un grain de millet et ombiliquées au centre.

Champagne, etc. Deux injections intra-utérines.

Dans la nuit, gêne de la déglutition plus marquée, vomissements.

Jeudi, le 21. Température 39°, au matin, expectoration sanglante, gencives saignantes, langue sèche, amygdales rouges et volumineuses. Ecchymoses sous-conjonctivales. Outre les papules de la veille, il existe des pétéchies punctiformes sur l'abdomen et les cuisses.

Déglutition difficile, nasonnement prononcé. Vers midi, dyspnée progressive, soif insatiable, angoisse. Des accès de suffocation surviennent et la malade ne peut respirer que soutenue assise dans son lit. Ses amygdales sont devenues énormes, rouge foncé. Les taches de purpura ont augmenté de nombre. Glace.

Vers une heure et demie asphyxie progressive (sans tirage) 10 piqûres d'éther ; refroidissement ; cyanose.

Mort à 2 heures de l'après-midi. La femme ayant succombé, son enfant demeure isolé dans une chambre en attendant qu'il soit réclamé. Aucune personne de sa famille ne l'ayant fait, l'administration décide qu'il sera transporté aux Enfants-Assistés. M. Budin fait alors déclarer que la mère étant morte de la variole son enfant doit être considéré comme suspect et tenu pendant quelque temps en surveillance. Il entre le 23 mars à l'hôpital des Enfants-Assistés.

Autopsie, pratiquée 26 heures après la mort par M. Legry, interne des hôpitaux.

Sur la face, sur le tronc et principalement sur la paroi abdominale, on voit de très nombreuses papules rouges ou rosées, quelques-unes sont aplaties.

A l'ouverture de la cavité thoracique et de la cavité péritonéale, il ne s'échappe pas de liquide.

Les poumons volumineux, tendus, de couleur rouge foncé, laissent sourdre sur une surface de section un liquide abondant : ils présentent en un mot tous les signes d'une congestion très intense.

On remarque au sommet gauche une ecchymose sous-pleurale présentant les dimensions d'une pièce de cinq francs. Une coupe pratiquée à ce niveau montre un foyer d'apoplexie pulmonaire du volume d'une grosse noix. Dans le lobe inférieur du même poumon, on trouve aussi quelques noyaux apoplectiques plus petits. Le poumon droit est seulement congestionné dans toute son étendue, surtout à la base.

Les lames antérieures des deux poumons sont le siège de lésions emphysémateuses du reste peu marquées.

Le cœur flasque, mou, s'étale sur la table. Sur la face extérieure on trouve cinq ou six ecchymoses sous-péricardiques de 2 millimètres de diamètre environ. Le myocarde présente la teinte pâle du muscle atteint de dégénérescence graisseuse. Il n'y a pas de végétations sur les valvules qui sont souples ; mais on constate à la base,d'une valvule sigmoïde de l'aorte une infiltration sanguine qui s'étend à 3 ou 4 millimètres au-dessus et au-dessous d'elle. Il existe d'ailleurs dans les deux ventricules et plus particulièrement dans la gauche de petites ecchymoses sous-endocardiques offrant les mêmes dimensions que celles qui ont été notées sous le péricarde.

La base de l'épiglotte est le siège d'une infiltration sanguine assez considérable. Cet infiltration se prolonge en arrière en diminuant et circonscrit de toutes parts l'orifice supérieur des voies aériennes.

Les cordes vocales, les ventricules du larynx, la région sous-glottique ne présentent aucune lésion apparente.

La trachée offre par place une teinte ecchymotique des plus nettes.

Le foie pèse 1700 grammes : il est extrêmement mou, diffluant et d'une teinte jaune très pâle, rappelant la coloration du cuir. En certains endroits la capsule de Glisson est soulevée par de fines bulles soyeuses. Sur la coupe on retrouve la teinte jaune pâle de la surface qui est uniforme dans toute l'étendue de l'organe.

La vésicule est distendue par une notable quantité de bile dont la couleur est normale.

Les reins flasques et mous ont le même aspect que le foie, aussi bien à la surface que sur la coupe. Le rein droit pèse 250 grammes, le gauche est un peu plus volumineux. Ils se décortiquent tous deux facilement.

La rate également pâle, peu diffluente, pèse 170 grammes.

L'utérus offre le volume d'une grosse tête de fœtus. Il pèse avec la vessie, le vagin et la portion correspondante du rectum 950 grammes. Le péritoine qui recouvre sa surface et les régions voisines est normal : les annexes paraissent indemnes de toute lésion.

Il existe une teinte ecchymotique très marquée du col et de la portion correspondante du vagin.

La paroi utérine mesure 2 centim. 1/2 au niveau de la partie moyenne du corps et 3 centim. au niveau du fond. Il n'y a pas de pus dans la cavité de l'utérus, mais sa face interne offre dans toute son étendue une coloration noirâtre qui semble due à l'infiltration sanguine des portions les plus superficielles de la paroi, et au suintement qui s'est fait à sa surface.

A l'union du fond et de la face extérieure on trouve une surface inégale qui correspond à l'insertion placentaire.

Examen histologique. — Lésions de la peau. L'examen a porté sur les fragments de la peau enlevés au niveau des papules.

La couche cornée est détachée par places et forme des lambeaux adhérents par une extrémité à la couche sous-jacente. Cette disposition se remarque surtout dans les points correspondants aux papules.

A ce niveau la couche muqueuse de Malpighi est considérablement épaissie ; elle atteint au niveau de certaines papules 7 à 8 fois l'épaisseur du corps muqueux des parties voisines normales. Elle est en outre infiltrée de cellules embryonnaires extrèmement nombreuses qui ne poussent que quelques rares prolongements dans le tissus dermique sous-jacent.

Les vaisseaux du derme sont augmentés de volume et sont gorgés de globules sanguins.

Sur quelques préparations on voit au milieu du tissu embryonnaire du corps muqueux de petites vacuoles qui contiennent une sorte de détritus granuleux. Ces vacuoles paraissen marquer le début de phénomènes de vésiculation.

Foie. — Dans un grand nombre d'espaces portes on trouve des amas de leucocytes. Les capillaires du lobule dilaté renferment un très grand nombre de globules sanguins et de globules blancs. La plus grande partie des cellules du lobule présentent un notable degré de dégénérescence granulo-graisseuse.

Reins. — Les capillaires sont aussi gorgés de sang. Il y a de la tuméfaction des cellules épithéliales des tubes contournés ; ces tubes sont remplis d'un exsudat abondant.

Nous devons la suite de l'observation de l'enfant à l'obligeance de M. Vigneron, interne de M. le Dr Sevestre.

A son arrivée le 23 mars l'enfant ne présente aucune éruption. Le 24, elle est vaccinée et laissée jusqu'au 26 en observation au biberon.

Le 26 on lui donne une nourrice. Les 3 boutons prennent. L'enfant va très bien.

Le 30. Nous la trouvons avec un certain nombre de papules sur la face et le cou ; on l'isole avec sa nourrice et à partir de ce jour on commence à lui donner chaque jour un, plus tard lors de la suppuration, deux bains de sublimé.

Le 2 avril, papules discrètes sur tout le corps. Pas de température : 37° à 37°,4.

L'enfant tette bien et n'a pas de convulsions.

La suppuration s'établit ; pustules franchement ombiliquées à la face.

Vers le 16 avril l'enfant est considérée comme guérie. Elle est dans la période de dessiccation.

On la conserve jusqu'au 4 mai, époque à laquelle elle part à la campagne, n'ayant présenté aucune complication, et n'ayant jamais eu de fièvre.

Nota. — Pendant l'évolution de cette variole un enfant de

quelques jours venu d'Aubervilliers, et dont la mère était morte de la variole, a été pris de variole confluente avec complications pulmonaires. Ces deux enfants étaient à deux de la même salle ; ce second enfant est mort vers le 8 juin de sa variole.

Nous soulignerons dans cette observation les particularités suivantes :

1° Le caractère hémorrhagique de la variole de la mère.

2° La non existence de la vaccination congénitale, l'enfant ayant été vacciné avec succès.

3° L'influence possible de cette vaccination, pratiquée pendant la période d'incubation, sur la variole ultérieure de l'enfant, qui fut très bénigne.

Il ressort de ces faits la nécessité de quelques mesures prophylactiques. Un enfant, normal en apparence, né d'une mère varioleuse, devra être isolé pendant quelque temps ou mis dans une chambre d'observation. De plus, il sera utile de le vacciner le plus tôt possible, dans le dessein d'atténuer la variole dont il peut être ultérieurement atteint. Il n'est pas absolument certain que cette dernière pratique ait de l'efficacité. Les avis sont partagés à ce sujet. En tout cas, elle ne saurait être nuisible, et dans le cas de M. Budin, elle a paru produire d'heureux effets.

Les auteurs ont produit un certain nombre d'observations tendant à démontrer ce fait qu'un enfant peu contracter la variole dans le sein maternel sans que sa mère en soit elle-même atteinte. Cette proposition est inattaquable, car elle se base sur des observations incontestables. Mais il est quelques observations qui ont été produites dans cet esprit, et qu'il ne faut accepter qu'avec réserves, parce qu'elles ne sont pas suffisamment détaillées. La mère n'ayant pas eu la variole, la notion étiologique marquant généralement, tout se réduit donc à une question de diagnostic de l'éruption variolique. Or, il se peut qu'on l'ait quelquefois confondue avec le pemphigus.

M. Noblet (de Rennes) (*Arch. gén. de méd.*, 1838) rapporte qu'une mère enceinte de huit mois soigna impunément une de ses filles malade de la variole, mais accoucha d'un enfant qui avait la variole déjà parvenue à la fin de la première période.

Dans une observation de Girardin, la mère, qui n'avait jamais eu la variole, rendit visite, huit jours avant son accouchement, à une malade couchée à l'hôpital auprès d'un varioleux. Elle accoucha d'un fœtus à terme et vivant, porteur d'une variole.

Voici une remarquable observation de Boudet, reproduite dans la thèse de Chaigneau.

Observation XII (Boudet)

Une femme enceinte était entrée dans le service de M. le professeur Fouquier pour une indisposition dont elle fut bientôt guérie. Pendant sa convalescence, comme elle désirait séjourner dans l'hôpital jusqu'après ses couches, on l'employait comme fille de salle. Elle se trouvait donc ainsi en contact continuel avec plusieurs malades affectées de la variole et couchées dans le même service.

Au bout de quelque temps, comme sa grossesse ne datait encore que de sept à huit mois, elle fut prise de malaises, de douleurs de reins et bientôt se manifestèrent tous les symptômes d'un commencement d'avortement. L'enfant vivant d'ailleurs, on prescrivit une médication appropriée qui fit cesser tous les phénomènes du travail. Tout faisait espérer que la grossesse allait continuer son cours, quand huit ou dix jours après, apparurent de nouveaux symptômes d'avortement. L'enfant ne donnant plus signe de vie on laissa marcher le travail, et la femme accoucha d'un enfant mort, qui portait sur le corps une centaine de pustules varioliques bien caractérisées. Elles faisaient une légère saillie, étaient d'une couleur opaline, ombiliquées, et comme contenant du pus dans leur intérieur; elles présentaient aussi l'aréole inflammatoire. Ces pustules offraient cette particularité que tandis que quelques-unes étaient d'une dimension plus qu'ordinaire et étaient parvenues déjà à une période avancée, les autres paraissaient être au début de l'éruption.

M. Boudet disséqua avec soin quelques-unes de ces pustules et trouva bien manifestement cette fausse membrane qui recouvre la face interne de l'épiderme et qui se réunit à cette espèce de disque plus ou moins épais, placé sur le derme, et qui concourt à former la pustule variolique.

Les deux feuillets opposés de ces pseudo-membranes étaient en contact et il n'existait pas, à l'intérieur, la moindre trace de suppuration.

L'examen cadavérique du fœtus n'offrit rien de particulier. La mère qui n'avait pas été atteinte de l'affection variolique, avait été vaccinée dans son enfance.

Vaccination congénitale. — On désigne sous ce nom l'immunité pour la vaccine d'un enfant dont la mère a été vaccinée pendant sa grossesse.

Burkhardt (de Bâle), qui a été le premier à étudier ces

faits lui donnait le nom de *vaccination intra-utérine.*

Voici le résultat des expériences de Burkhardt, faites à la Maternité de Bâle en 1877-1878, et publiées dans la *Revue d'hygiène.*

On revaccina 28 femmes enceintes, mais on ne put expérimenter que sur 8 des enfants de ces femmes.

1° Les enfants de 4 femmes qui avaient été revaccinées avec un plein succès à la fin de eur grossesse furent réfractaires à la vaccine au moment de leur naissance ; chez l'un d'eux, cette immunité persistait encore au bout de six mois.

2° De 2 femmes qui avaient été revaccinées avec un succès incertain, l'un des enfants fut réfractaire au vaccin chez l'autre la vaccination réussit.

3° Deux autres femmes avaient été revaccinées sans succès. L'un des enfants se montra réfractaire au vaccin, l'autre non.

Chambrelent, sur 9 femmes qu'il a pu observer ayant eu la variole ou ayant été vaccinées avec succès dans l'année qui a précédé la naissance de leur enfant, six fois l'enfant s'est montré rebelle au vaccin, trois fois au contraire le vaccin a réussi.

On voit que dans ces statistiques, la proportion des enfants réfractaires à la vaccine est très élevée. On sait que cette proportion atteint à peine un dixième de la totalité des enfants vaccinés.

Or, si l'on cherche les antécédents de ces enfants réfractaires à la vaccine, on trouve souvent que leur mère a eu la variole, ou qu'elle a été revaccinée avec succès peu de temps avant sa grossesse. C'est pour cette raison qu'il est préférable, comme le fait remarquer Chambrelent, d'employer l'expression de vaccination congénitale plutôt que celle de vaccination intra-utérine, l'immunité acquise pouvant résulter d'une vaccination de la mère antérieure à la conception.

Il faut se souvenir que la vaccination congénitale, si elle est assez fréquente, peut faire défaut, et ce serait une faute que de négliger de vacciner un enfant dont la mère aurait été vaccinée pendant la grossesse, ou aurait eu même la petite vérole.

Le journal *The Lancet* (19 mai 1855), rapporte le fait suivant qui est intéressant à cet égard :

Observation XIV

Au commencement de septembre 1854, M. Osborne fut appelé à donner des soins à Mme R..., atteinte de petite vérole. L'affection marcha avec régularité, et la convalescence s'établit sans accidents particuliers. La malade était au 7e mois d'une première grossesse. Elle accoucha au mois de novembre d'un enfant mâle, fort et bien portant.

« Le père, dit l'auteur, me demanda par deux fois quand je pensais faire vacciner cet enfant. Je lui répondis : « Je le vaccinerai pour la forme ; mais ce sera inutile, car il a eu la variole en même temps que sa mère ». Je le vaccinai donc et observai avec le plus grand soin les résultats. Quelle ne fut pas ma surprise de voir la vaccine se développer aussi complètement que si l'enfant n'avait pas eu la petite vérole. »

Les faits de vaccination congénitale ont pour pendants les cas dans lesquels une femme atteinte de variole pendant la grossesse, accouche d'un enfant qui sera réfractaire à la vaccine. C'est la *variolisation congénitale*.

Pas plus que pour la vaccination utérine, l'immunité acquise n'est constante, et nous avons précédemment reproduit une observation de Jobard, dans laquelle un enfant, né d'une mère varioleuse fut vacciné avec succès. On retrouve çà et là, dans la littérature médicale, plusieurs observations analogues. Voici, en revanche, plusieurs exemples, des plus nets, de variolisation congénitale.

Observation XV (Desnos)

Variole cohérente. — Accouchement à terme, pendant la dessiccation, d'un enfant bien portant. — Trois vaccinations sans succès. (*Bulletins de la Société médicale des hôpitaux de Paris*, 1871, p. 68, séance du 27 octobre 1871.)

La nommée L'heureux, Eugénie, âgée de 22 ans, est entrée à l'hôpital Lariboisière, salle Ste-Marthe bis (service de M. Desnos), le 26 mai 1871.

Elle portait sur les deux bras des traces légères de vaccine. Atteinte d'une variole cohérente, elle parcourut tous les stades de la maladie jusqu'à la dessiccation pendant laquelle elle accoucha d'un enfant à terme, bien portant. On ne remarqua sur son corps aucune marque récente ou ancienne d'éruption variolique. La malade eut, pendant sa convalescence, de nombreux abcès disséminés sur toutes les parties du corps. Elle resta encore plus d'un mois, avec son enfant, dans la salle où se trouvaient alors des malades atteintes de variole et n'entra ensuite qu'après ce temps à la salle Ste-Geneviève, n° 1.

On ne put vacciner l'enfant qu'un mois environ après sa naissance. Le vaccin pris sur un sujet bien portant était bien clair, limpide, âgé de 7 jours. Toutes les vaccinations pratiquées dans le service avec ce liquide vaccinal réussirent, excepté celle qui fut faite à l'enfant de la malade L'heureux. Depuis, deux vaccinations furent encore pratiquées toujours sans succès avec du vaccin qui réussissait bien sur les enfants du service d'accouchement. L'enfant est gros, bien portant à la sortie de la mère. le 21 septembre.

Observation XVI (Chambrelent)

P..., Marceline, âgée de 28 ans, a déjà eu trois enfants et une fausse couche. Cette femme a été vaccinée dans son enfance mais n'a jamais été revaccinée. Elle n'a d'ailleurs jamais eu de maladies antérieures.

Les règles sont apparues la dernière fois au mois de décembre. La malade a la variole, guérit et sort de l'hôpital le 20 juillet. Les battements du cœur du fœtus étaient à ce moment très nets.

Le 21 août, la malade rentre de nouveau. Le 15 septembre elle accouche normalement.

L'enfant est en parfaite santé et ne présente absolument rien sur le corps.

Le lendemain de sa naissance il est vacciné, par trois piqûres à chaque bras. Aucune d'elles ne prend.

Le 23 septembre, nouvelle vaccination de l'enfant qui échoue encore, bien que le même vaccin ait réussi sur tous les autres enfants auquel il a été inoculé.

Nous avons trouvé dans les auteurs un certain nombre d'observations qui confirment les opinions que nous avons exprimées ci-dessus. N'ayant pas cru nécessaire de les rapporter toutes en détail nous nous sommes bornée à en donner plus loin les indications bibliographiques.

CONCLUSIONS

I. — La variole étant vraisemblablement une affection parasitaire, la transmission de ces micro-organismes de la mère au fœtus paraît le plus souvent se subordonner à des altérations du placenta (Malvoz), qui ouvrent une voie à l'infection fœtale.

II. — La notion précédente permet de comprendre les cas de grossesses gémellaire, chez une femme varioleuse, où un seul fœtus est atteint.

III. — L'incubation de la variole chez le fœtus peut être plus prolongée que chez l'adulte.

IV. — Un fœtus peut prendre la variole dans le sein maternel, sans que la mère en soit atteinte.

V. — L'éclosion de la maladie chez le fœtus se traduit parfois, du côté de la mère, par un ensemble de symptômes généraux qui peuvent être fort graves.

VI. — Il faut considérer comme suspect, et isoler un enfant né sain en apparence d'une mère qui a eu la variole. Il peut être en puissance de variole et devenir une cause de contagion.

INDEX BIBLIOGRAPHIQUE

Bartholin. — *Epis. medic.* cent. 2 epist. 85, p. 682 (Thèse de Huc).
Barnes. — *Obstetrical Transactions.* London, vol. IX, p. 1083.
R. and **F. Barnes.** — *System of. Obstetric.* London, 1884, p. 470, n° 45,040.
Behm. — *Zeitschrift. f. Geb.*, 1882, Bd VIII, p. I.
Benicke. — *Zeitsch. f. Geb. un. Gynæc.* Bd I. II. 3. Analyse in *Revue de Hayem*, 1877 (Des échanges utéro-placentaires).
Berthelot. — *Gazette des hôpitaux*, 1829.
Bourgeois. — *Mémoires de l'Académie de médecine*, 1861, p. 399.
Bouteillier. — *Union médic.*, 1877, t. 27, p. 135. *Société méd. de Rouen.* Fœtus varioleux.
Bollinger. — *Volkmann's Sammlung*, n° 42. Innere Medicin, n° 116.
Brouardel. — Variole et grossesse. *Bull. Acad. de médec.*, 1887.
Burkhard. — *Deutches Archives f. Klin. med.* Bd XXIV p. 506-509. Résumée dans la *Revue d'hygiène et police sanitaire*, 1880. 15 janvier.
Barthélemy. — Thèse de Paris, 1880, p. 263, et *An. de Gynécol.*, t. XVI, p. 85.
Blaise — Thèse d'agrégation, 1883, p. 15.
Bousquet. — *Traité de la vaccine et des éruptions varioleuses*, 1848, p. 24.
Bouchut. — *Traité pratique des maladies des nouveau-nés, etc.*
Chantreuil. — *Gazette des hôpitaux*, 1870, p. 173.
Chaigneau. — Thèse de Paris, 1847, p. 32.
Charpentier. — *Bul. Acad. méd.*, 1887, p. 259.
Charpentier. — 2e édition, t. I.
Charcot. — *Société de biologie*, 1851, p. 39, 1853, p. 88.

Chambrelent. — Thèse de Bordeaux, 1882, p. 40, chapitre IV. *Recherches sur le passage des éléments figurés à travers le placenta.*

Charles. — Observat. dans la thèse Huc, 1862.

Corradi. — *Dell' Obstetricia in Italia*, 1874, p. 951.

Curschmann. — *Ziemssens Handbuch*, t. II, 2e partie, p. 305 et 306.

Davidson. — *Lancet*, 1837-1838, p. 628.

Desnos. — *Société méd. des hôpit.*, 1871, p. 68.

Depaul. — *Gazette méd. de Paris*, 1880, Séance du 4 mai. Ac. de méd., p. 246.

Depaul. — *Société de biologie*, 1853, p. 91.

Dechambre et **Jacquemier.** — *Gazette hebd.*, 1855, p. 485.

Deneux. — *Gazette des hôpit.*, 1832, p. 248, et *Amer. Jour. med.* sc. vol. XI, p. 499.

Digener. — *Arch. N. C.*, t. III, 1733.

Ebel.

Fabrice de Hilden. — *Obs. et curat. chirurg.*, cent. 4; Bâle. Th. Huc, 1619.

Fargon. — *Journal de médecine*, 1774, t. XLII, p. 333.

Fasola. — *Ann. d'obstétr.*, juillet-août, 1887.

Fehling. — *Arch, f. Gynæc.* Bd XI, H. 3, 1877, p. 540.

William Forbes. — *Edinburgh medical and. surgical Journal*, 1807, vol. III, p. 308.

Gauthier. — *An. de gynéc.*, 1879.

Girardin. — *Bull. de l'Académie de méd.*, t. VIII, p, 287.

Gubler. — *Soc. méd. des hôpit.*, 1870, p. 164.

Guoli. — *Gaz. des hôpitaux*, 1846, 7 novembre, p. 523, et *Amer. Journ. med.* sc. vol., IV, new series, octobre 1842, p. 485.

Hagendorn. — *Hist. méd. phys. antid.*

Hervieux. — *Gaz. des hôp.*, nos 19 et 26 mai, 1864, et *Traité de méd. puerpérale*, p. 1085.

Huc. — Thèse de Paris, 1862.

Isambert. — *Union méd.*, 1869, p. 66.

Jenner — *Med Chir. transact.*, 1815, t. I, p. 271 et 274.

Joseph Sermyn. — *Dissert. de variolis a graviditate fœtui traditis.* Lugd. Bat., 1792.

Jobard. — Thèse de Paris, 1880, p. 35, etc.

Neuhauss. — *Berliner Klin. Vochensch.*, 1886.
Negri. — *Ann. d'obstétrique*, juin-juillet, 1886.
Netter. — *C. R. de la Société de biolog.*, 1889. IXe série, t. I, p. 187.
Noblet. — *Archives de méd.*, 1838, t. XVII, p. 126.
Ourvitch. — *Vratch.*, 17, 1885, p. 276.
Quenel. — *Nouvelles archives d'obstétrique*, 1887, examen de ce mémoire dans le Bul. de Acad. méd., 1887, p. 259.
Quinquaud. — *Arch. gén. de méd.*, 1870, 6e série, t. XVI, p. 140.
Roux. — *Ann. de l'Inst. Pasteur*, 1887-1888.
Roux et Chamberland. — *Ann de l'Inst. Pasteur*, 1887-1888.
Ruysch. — *Thesaurus anatomicus*, 7e année.
Raymond. — Thèse d'agrégation, n° 23, 1880, p. 120.
Rickett. — *Deutches. Archives f. Klin. med.* Bd XXIV.
Roloff. — *Deutches. Archives f. Klin. med.* Bd XXIV.
G. Ridgen. — *British medical. Journ.* 1877, t. I, p. 229.
Robinson. —*British médical. Journal*, 1877, t. I, p. 163.
Roloff. — *Mittheilungen aus der thierärgtl Praxis in Preuss Jahrg.*, 21, p. 40.
Straus et Chamberland. — *C. R. de la Société de biologie*, 1882. 4 novembre, p. 683.
Straus. — *C. R. de la Soc. de biol.*, p. 585.
Straus. — *Bullet. méd.*, 1887, p. 131.
Straus. — *Archives de physiol.* 1883, t. I, p. 436.
Sanchez-Toledo. — *Bull. médec.*, n° 378, mai 1889, p. 582.
Van Speren. — cité par **Straus et Chamb.** — *Ann. de l'Inst. Pasteur*, 1887.
Sangregorio. — *Morgagni*, 1887, XXIX, p. 793.
Sedgwick. — *Medic. Times*, 1871, p. 186, t. I.
Scanzoni. — Cité par SCHROEDER.
Serres. — *Gaz. méd.* 1832, p. 78.
Trussi. — *Gazzetta degl. Ospitali*, 1882, août.
William Turbull. — *Mémoires of the medical Society of London.* 1885, t. IV, p. 365 à 367.
Tessier. — *Sob. Méd. de Hôp*, 1870, p. 145.
Tarnier et Budin. — Article *Variole*, p. 13.
Undeshill. - *British medic. Journal*, 1874, p. 811.
Van Swieten. — Cité par Hotak. *Medical Essays*.

Varnier. — *Ann. de Gynécol.*, 1888, t. 29, p, 284. Revue générale.
Victor Wallich. — *Ann. de Gynécol.*, juin, 1889, p. 147, etc.
W. M. Welch. — *Philadelphia medic. Times*, 25 mai 1878 et *Centralblatt für Gynæcologie*, 1878, p. 531.

IMPRIMERIE LEMALE ET Cie, HAVRE

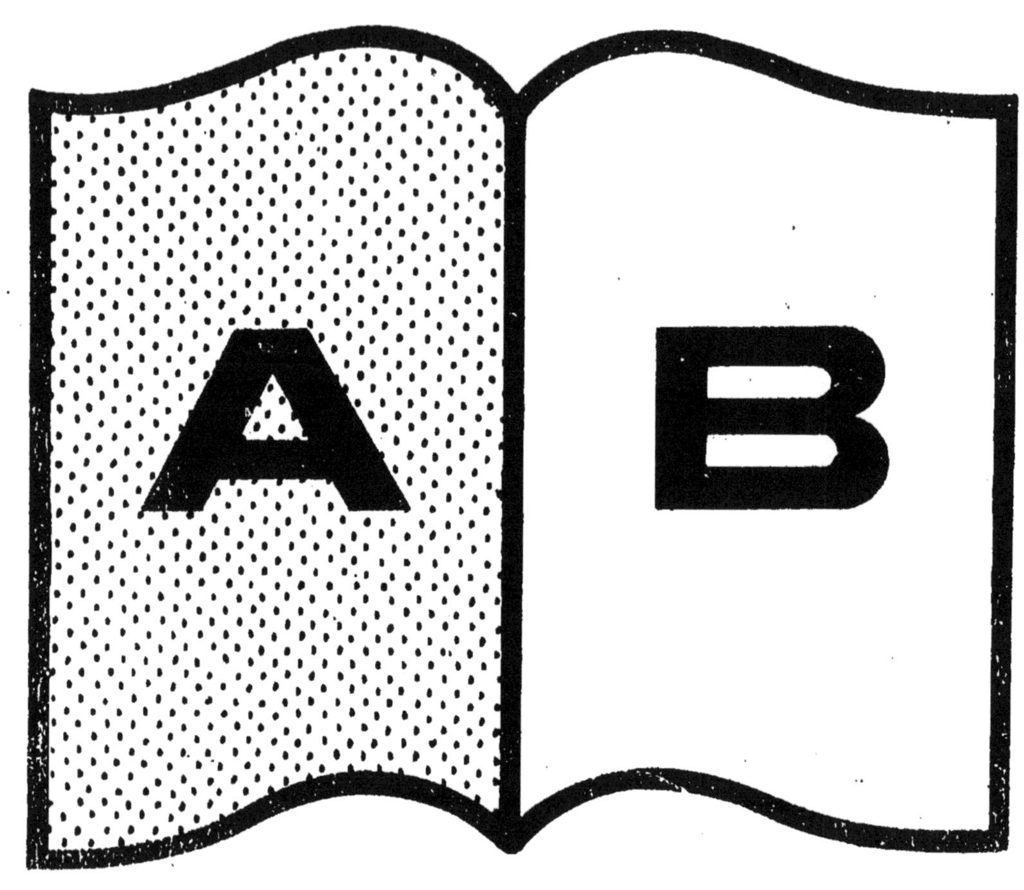

Contraste insuffisant

NF Z 43-120-14

www.ingramcontent.com/pod-product-compliance
Ingram Content Group UK Ltd.
Pitfield, Milton Keynes, MK11 3LW, UK
UKHW020421230726
13925UKWH00004B/1548

9 782013 582193